DE LA

NATURE ET DU TRAITEMENT

DE

LA COLIQUE NERVEUSE ENDÉMIQUE

DES PAYS CHAUDS

(COLIQUE SÈCHE, COLIQUE VÉGÉTALE, ETC.),

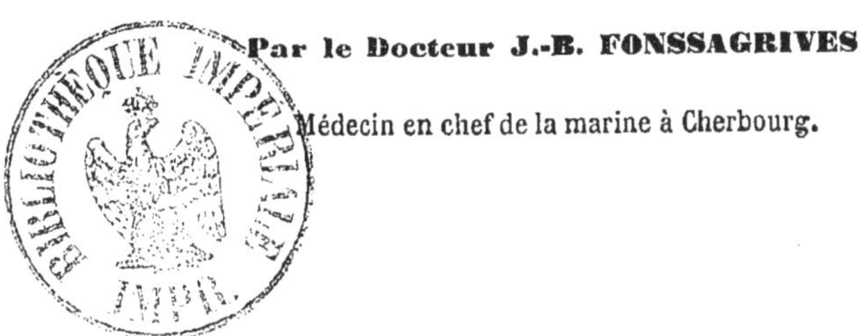

Par le Docteur J.-B. FONSSAGRIVES,

Médecin en chef de la marine à Cherbourg.

EXTRAIT DE LA GAZETTE HEBDOMADAIRE DE MÉDECINE ET DE CHIRURGIE.

PARIS,

LIBRAIRIE DE VICTOR MASSON,

PLACE DE L'ÉCOLE-DE-MÉDECINE.

1857.

Paris. — Imprimerie de L. MARTINET, rue Mignon, 2.

DE LA NATURE ET DU TRAITEMENT

DE

LA COLIQUE NERVEUSE ENDÉMIQUE

DES PAYS CHAUDS

(COLIQUE SÈCHE, COLIQUE VÉGÉTALE, ETC.).

La colique nerveuse endémique des pays chauds, renfermée autrefois dans le domaine des études spéciales des médecins de la marine, qui, seuls, étaient à même d'observer cette affection sur son terrain, a aujourd'hui le privilége d'exciter l'attention presque au même degré que les maladies propres à nos climats ; elle le doit à l'étrangeté de sa marche, à la gravité et à la physionomie caractéristique des accidents qu'elle laisse à sa suite, mais surtout à sa ressemblance symptomatologique avec la colique de plomb et aux débats qui viennent tout récemment de s'élever relativement à son étiologie. L'attention des médecins qui observent loin du théâtre habituel de cette redoutable névrose a été du reste vivement stimulée sur ce point par le grand nombre de publications dont la colique sèche a été l'objet depuis cinq ou six ans, et cette impulsion, à laquelle nous n'avons peut-être pas été complétement étranger, a donné à l'étude de cette affection une importance qui ne lui avait pas été accordée jusqu'ici. Le moment est venu, ce nous semble, maintenant que les discussions relatives à l'origine saturnine de la colique végétale sont momentanément suspendues et que les partisans de l'identité des deux affections semblent avoir compris la valeur irréfragable des arguments opposés à leur manière de voir, le moment est venu, disons-nous, de spécifier d'une manière nette, pour prévenir toute contestation ultérieure, les caractères qui distinguent la colique des pays chauds du groupe des maladies saturnines, et d'insister avec plus de détails pratiques que nous ne l'avons fait jusqu'ici, sur le traitement à opposer à une maladie que nous avons étudiée avec une prédilection toute particulière. Le mémoire publié l'année dernière dans les *Archives* par notre savant confrère M. le docteur Dutroulau (numéros de novembre 1856 et de janvier 1857), confirmant sur quelques points notre manière de voir, l'infirmant sur d'autres, appelait d'ailleurs de notre part une réponse qui, pour avoir été ajournée jusqu'à présent, ne perd cependant rien de son opportunité. Établir l'absence complète de toute influence saturnine sur la production de la colique sèche, rechercher l'étiologie probable de cette affection, et par suite en déterminer la nature; en dernier lieu, enfin, discuter à un point de vue essentiellement pratique les bases du traitement qu'il convient de lui opposer : tels sont les points principaux que nous examinerons successivement dans ce travail.

§ I. — Origine non saturnine de la colique sèche.

L'unanimité des médecins de la marine se prononce en faveur de l'opinion qui considère la colique nerveuse des pays chauds comme ayant une cause spécifiquement distincte de celle qui produit la colique saturnine. Une seule dissidence, que nous sachions, s'est produite jusqu'ici; mais elle avait sa source dans une préoccupation trop exclusive de la ressemblance symptomatologique des deux affections, dans l'importance exagérée attachée à un signe mal défini, peu significatif, le liseré gingival de Burton, facile à confondre avec le liseré bleuâtre des scorbutiques; dans des expériences enfin, qui, faites soigneusement, mais avec des ressources analytiques insuffisantes, avaient fait prendre le précipité de sulfure de fer déterminé par le sulfhydrate d'ammoniaque dans l'eau ferrugineuse des caisses de tôle pour ce sulfure de plomb qu'on y recherchait. Feu le professeur Raoul, qui avait défendu cette opinion ruineuse, y eût certainement renoncé plus tard, si le champ de ses observations s'était étendu

davantage et si une mort prématurée, arrètant presque dès
son début une carrière scientifique si riche de promesses pour
l'avenir, ne l'avait pas enlevé avant qu'il pût s'éclairer des
arguments contradictoires qui ne tardèrent pas à être opposés
à son opinion. Il avait certainement trop de tact médical,
trop de sagacité clinique, pour continuer à méconnaître les
différences radicales qui séparent une maladie *à marche
épidémique* comme l'est la colique sèche d'un empoisonnement *fortuit et accidentel* comme l'est la colique de plomb.
A part cette exception, il n'y a eu qu'une voix parmi les médecins de la marine pour soutenir la non-identité. Segond,
qui a édifié sur la *névralgic du grand sympathique* une
étiologie contestable, s'est efforcé du moins de prouver qu'elle
ne pouvait pas être attribuée à un empoisonnement saturnin (1). Lind et son commentateur Thion de la Chaume (2),
Pouppée-Desportes (3), n'ont même pas songé à réfuter
l'opinion qui attribue aux deux maladies une origine commune, ce qui indique que, si elle avait été produite de leur
temps, elle ne s'était du moins que médiocrement répandue.
M. Tanquerel des Planches, dans l'ouvrage remarquable
qu'il a publié sur les *maladies saturnines*, cédant à une
préoccupation manifeste et n'ayant jamais eu d'ailleurs l'occasion d'étudier *de visu* la colique sèche des pays chauds (4),
l'a englobée, comme la colique de Normandie, celle du Poitou,
celle de Madrid, dans le groupe des maladies causées par le
plomb et a considéré les assertions opposées comme dérivant
d'une fausse analogie et d'une recherche incomplète des circonstances qui auraient pu produire un empoisonnement saturnin. A l'époque où M. Tanquerel des Planches publia son
livre (1839), l'ouvrage de Segond sur la *névralgie du grand
sympathique* venait de paraître, et la question de la non-
identité y était tranchée d'une manière formelle. M. Tanquerel des Planches s'étayant de la ressemblance irrécusable
de physionomie que présentent les deux affections, de la présence dans les relevés statistiques de Segond de quelques

(1) Segond, *Essai sur la névralgie du grand sympathique*. Paris.
(2) Lind, *Maladies des Européens dans les pays chauds*. Paris, 1785.
(3) Pouppée-Desportes, *Maladies de Saint-Domingue*. Paris, 1770.
(4) Tanquerel des Planches, *Traité des maladies de plomb ou saturnines*.
Paris, 1839.

professions suspectes en fait d'émanations plombiques (un imprimeur, des chauffeurs et des mécaniciens du bateau à vapeur *la Louise*), fit pour la colique végétale ce qu'il avait fait pour la colique du Poitou et celle de Normandie, et la considéra comme dérivant de l'intoxication plombique. Toutefois il en appelait, pour la première de ces affections, à l'observation ultérieure. « Quoi qu'il en soit, disait il, si à
» Cayenne et dans d'autres contrées, il existe une maladie
» particulière au pays, et non d'origine saturnine, caracté-
» risée cependant par le développement d'accidents névral-
» giques du côté des voies digestives et urinaires, ainsi que
» vers le système cérébro-spinal, il serait à désirer que des
» médecins instruits et habitués aux études cliniques en
» fissent une description exacte et détaillée d'après des ob-
» servations nombreuses recueillies au lit du malade et non
» à l'aide de dissertations faites dans le cabinet par des per-
» sonnes qui n'ont jamais vu la colique végétale (1). » C'est
là évidemment la condition indispensable de toute observation rigoureuse, M. Tanquerel a bien fait de le rappeler, mais il ignorait sans doute que c'est sur les lieux mêmes, à la Guyane, que Segond a recueilli les éléments de son livre et qu'il l'a écrit; et nous obéissons à un sentiment de justice en le défendant contre le reproche qu'il lui adresse d'avoir calqué sa description sur une thèse publiée en 1809 par un certain M. Chabaud, lequel, au dire de M. Tanquerel, « n'avait pas observé un seul cas de la colique végétale qu'il a décrite (2). » Nous ne considérons certainement pas le travail de Segond comme tout à fait irréprochable; mais au moins est-il le fruit de l'expérience de l'auteur qui le premier a été frappé de l'importance, comme caractère différentiel entre la colique sèche et la colique de plomb, du cachet épidémique que revêt la première de ces deux maladies. Si ceux qui, après lui, se sont occupés de cette affection l'avaient étudiée sur son terrain, le débat qui nous occupe serait certainement clos, et la question de la non-identité se rallierait sans aucun doute tous les esprits. Quoi qu'il en soit, l'appel de M. Tanquerel des Planches a été entendu, et, soit que les

(1) *Op. cit.*, p. 286.
(2) *Idem*, p. 284.

cas de colique sèche se fussent réellement multipliés dans ces dernières années, soit que l'observation en tirât mieux profit, jamais la colique sèche n'avait été aussi persévéramment étudiée, et par un aussi grand nombre de médecins de la marine, que depuis quatre ou cinq ans. Leurs travaux consignés dans des rapports de fin de campagne, dans des thèses inaugurales ou dans des mémoires, ont, comme je le disais tout à l'heure, réveillé du même coup et l'intérêt qui s'attache à cette affection étrange et redoutable à la fois, et la discussion d'origine à laquelle M. Tanquerel a le premier accordé des développements importants (1). En 1853, la question de l'identité de nature de la colique végétale et de la colique de plomb fut agitée de nouveau, et malgré l'assertion opposée des médecins de la marine, la presse médicale de Paris sembla disposée à la résoudre dans un sens affirmatif. Une discussion soulevée il y a peu de mois au sein de la Société médicale des hôpitaux accusait les mêmes doutes et la même propension à confondre les deux maladies; et elle provoqua, de la part de plusieurs médecins de la marine, de nouvelles affirmations étayées d'arguments (2). La question en est là aujourd'hui : les médecins de la marine croient à la non-identité de la colique sèche et de la colique de plomb; nos confrères de Paris, entraînés par la ressemblance symptomatologique que présentent les deux maladies, et d'un autre côté ébranlés par des arguments dont ils comprennent la valeur, n'affirment plus et attendent, pour se décider dans un sens ou dans l'autre, la production de preuves nouvelles ou la publication d'observations plus nombreuses. Nous croyons, pour notre compte, que la question peut être jugée avec les éléments dont nous disposons actuellement, et il nous paraît opportun de les condenser en quelques mots :

1° L'air et les aliments sont les deux véhicules habituels du poison saturnin. Si, dans certaines circonstances professionnelles, la peau en contact incessant avec des composés de plomb, peut en absorber des quantités que la santé et les

<hr>

(1) Voyez Lecoq, *Thèse de Paris*, 1855 ; Le Tersec, *Thèse de Montpellier*, 1855 ; Bories, *id.*, 1853 ; Lemarié, *id.*, 1851 ; Fonssagrives, *Archives de médecine*, 1852 ; Dutroulau, *id.*, 1856 ; etc., etc.

(2) Rochard, in *Union médicale*, 8 et 10 janvier 1856 ; Fonssagrives et Lecoq, in *Gaz. des hôpitaux*, n° du 12 janvier 1856.

réactifs apprécient ici, rien de semblable : les muqueuses
pulmonaire et digestive seraient, dans l'hypothèse d'une origine saturnine, la seule voie ouverte au plomb qui détermi-
nerait la colique sèche des marins. Le problème étiologique
est donc simplifié d'autant. Or, il n'est aucun médecin con-
naissant pratiquement l'installation des navires qui puisse
admettre que leurs habitants vivent au sein d'une atmosphère
contaminée par le plomb.

La peinture est le bouc émissaire des chercheurs quand
même d'émanations saturnines, et l'élan est si bien donné
que l'on continue à l'incriminer, sans se douter que la marine
a, depuis plusieurs années, bénéficié de la découverte de
M. Leclaire, et que le blanc de zinc a ici, comme partout
ailleurs, complétement détrôné la céruse. La colique sèche
a-t-elle diminué sous l'influence de cette substitution comme
elle eût dû le faire si le plomb avait été sa cause spécifique ?
Pas le moins du monde ; elle est plus fréquente que jamais,
et les ravages de cette énigmatique affection ont semblé
s'accroître au fur et à mesure que les progrès de l'hygiène
navale semblaient devoir les limiter davantage. Nous cher-
cherons tout à l'heure à nous rendre compte de ce fait sin-
gulier. Au reste, si à l'époque où l'on peignait encore les
navires au blanc de plomb cette peinture eût été la cause
occasionnelle des épidémies de colique végétale, celles-ci
enssent dû se produire de préférence à un moment rapproché de l'armement des bâtiments, ce qui n'a pas été constaté.
Au contraire, c'était plusieurs mois après le départ, et alors
que cette peinture si incriminée était sèche et ne trahissait
plus aucune odeur, souvent même alors qu'un badigeon à la
chaux l'avait définitivement remplacée, que l'on voyait la
colique sèche apparaître dans les équipages. Il y a plus (et
c'est là un fait que nous ne nous lasserons pas de citer à
raison de sa signification et de son importance), quand, en
cours de campagne, la peinture extérieure du bâtiment a été
renouvelée, non-seulement nous n'avons jamais vu de cas
nouveaux de colique se manifester sous cette influence, mais
encore ceux de nos malades qui avaient déjà eu plusieurs
atteintes consécutives ne semblaient pas s'apercevoir de cette
circonstance défavorable et ne rechutaient pas. Dans ces der-
niers temps, on a fait remarquer avec raison que l'action

toxique de l'essence de térébenthine devait être comptée pour quelque chose dans la production des accidents attribués à la peinture fraîche, et nous pensons en effet que cette essence est moins inoffensive qu'on ne le croit, mais son influence ne peut être invoquée à bord des navires pour y expliquer l'apparition de la colique sèche, puisque c'est principalement sur le pont (c'est-à-dire à ciel ouvert) que l'essence, est prodiguée, tandis que dans les batteries et le faux-pont le nettoyage quotidien n'emploie guère que le badigeon à la chaux ou un mélange de noir de fumée et d'huile de lin. D'ailleurs transportât-on l'incrimination de la céruse à l'essence, qu'il serait également impossible. dans cette hypothèse, de se rendre compte de l'*individualisation* d'effets toxiques dérivant d'une cause *générale* à laquelle personne n'échappe, et d'expliquer surtout comment l'affection ne choisit pas de préférence pour se montrer le moment où la cause à laquelle on la rapporte présente son summum d'activité.

Forcés d'abandonner ce chef d'accusation, les partisans quand même de l'intoxication saturnine se rejettent sur un terrain encore moins solide. La peinture mise en œuvre ne fournissant pas un prétexte à récrimination, on songe à celle conservée en dépôt dans la cale ou dans le magasin général pour les besoins de la consommation ; mais par malheur pour la théorie et par bonheur pour la santé des équipages, cette peinture est renfermée dans des caisses de tôle hermétiquement closes, et d'ailleurs, je le répète, ce n'est plus de la céruse, c'est du blanc de zinc.

Le mastic à la céruse ou à la litharge dont on se sert pour les joints de la machine s'est vu accusé à son tour, et M. Tanquerel des Planches a le premier admis sa nocuité ; mais quel est le médecin de la marine qui voudrait attribuer à une cause aussi restreinte des effets aussi étendus ?

Quant au plomb métallique qui entre dans la construction du navire (dalots, corneaux de bouteilles, tuyaux de plomb de gouttières, etc.), outre que la volatilisation des métaux à la température ordinaire, malgré l'odeur qu'acquièrent certains d'entre eux (le cuivre par exemple) quand on les frotte, ne saurait, en bonne physique, être considérée comme possible, il y aurait encore ici disproportion entre la cause et les résultats, et d'ailleurs, si tel était le point de départ de la colique sèche, comment deux navires de guerre de même force, construits sur le même devis et n'ayant pas dix grammes de plomb l'un plus que l'autre, présenteraient-ils, quand ils sont soumis aux mêmes influences climatériques, cette bizarrerie que la colique sèche élit domicile sur l'un et épargne complétement l'autre? Cette opinion n'est évidemment pas soutenable.

2° Des accusations plus sérieuses en apparence ont été dirigées contre les aliments. Nous allons voir qu'elles ne sont pas plus fondées.

L'eau distillée devait être suspecte au premier chef. C'est, en effet, depuis la généralisation de son emploi à bord des navires que la colique sèche paraît avoir redoublé de fréquence; mais ces deux faits se rapprochent l'un de l'autre par un rapport tout fortuit de coïncidence. Nous dirons tout à l'heure que l'augmentation du nombre des bâtiments à vapeur dans les différentes marines et leurs stations dans des régions où la colique nerveuse est endémique, rendent mieux compte de l'accroissement de fréquence de cette affection qui a (ce fait est incontestable) une prédilection marquée pour les navires à vapeur.

Trois opinions ont été produites relativement à cette influence étiologique. On a dit que l'eau distillée pouvait, par sa nature même, par l'insuffisance de l'air et des sels qu'elle renferme, produire la colique végétale; mais cette opinion tombe devant ce fait, que la maladie se manifeste à bord de navires qui ne consomment pas une goutte d'eau distillée. L'étamage des diverses pièces de l'appareil distillatoire a été considéré comme pouvant fournir à l'eau qui les traverse une quantité de plomb suffisante pour la rendre toxique; mais cette quantité est réellement infinitésimale, et à moins de faire de l'homœopathie toxicologique on ne saurait que lui attribuer une influence insignifiante. Nous voudrions toutefois que l'évaporateur, le réfrigérant et les marmites des cuisines distillatoires fussent désormais étamées à l'étain pur; non pas, nous le répétons, que nous attribuions une action quelconque aux petites proportions de plomb que l'étamage ordinaire peut céder à l'eau ou aux aliments, mais parce que ce serait couper court à des récriminations sans motif qui tendent à jeter sur la distillation de l'eau de mer (le plus inappréciable progrès qu'ait réalisé l'hygiène nautique) un discrédit que nous croyons souverainement injuste et dont nous nous sommes tout récemment efforcé de la défendre (1). Le tuyau d'écoulement qui conduit l'eau du condenseur dans les caisses était autrefois de plomb ; il était tout naturel qu'on lui attribuât cette contamination prétendue de l'eau distillée, mais ce reproche tombe de lui-même aujourd'hui que des manches de toile ont remplacé ce tuyau à bord de tous les navires. On le voit, de quelque côté qu'on se tourne pour chercher la source d'une altération de l'eau par le plomb à bord des navires, on ne rencontre que des invraisemblances que confirment du reste les résultats négatifs fournis par l'analyse chimique. L'eau, le pain, le vin, tous les aliments, en un mot, qui constituent la ration nautique, ont été l'objet d'analyses attentives qui n'eussent pas manqué d'y révéler la présence du plomb s'ils en avaient contenu des quantités chimiquement appréciables.

En résumé, on ne trouve dans les conditions au milieu desquelles vivent les équipages rien qui puisse faire admettre, nous ne dirons pas la *probabilité*, mais même la *possibilité* d'un empoisonnement saturnin, et d'un autre côté l'analyse n'a jamais confirmé par un résultat probant l'opinion qui considère la colique des pays chauds comme provenant de l'introduction du plomb dans l'économie. Voilà déjà, ce nous semble, un faisceau de preuves qui doit singulièrement faire pencher la balance du côté de la théorie de la non-identité ; mais nous ne voulons y attacher qu'une importance secondaire parce que l'analyse des conditions d'hygiène au milieu desquelles vit l'homme de mer, peut toujours, à la rigueur, être considérée comme incomplète, et parce qu'on peut constamment opposer aux recherches chimiques qu'elles n'ont pas été faites avec tout le soin et toute la persévérance désirables. Nous considérons comme autrement irréfragables les preuves *pathologiques* de la non-identité, et c'est pour cela que nous croyons devoir y insister d'une manière toute particulière.

1° Si le plomb est la cause de la colique sèche, pourquoi

(1) *Traité d'hygiène navale.* Paris, 1856.

un bâtiment qui a séjourné cinq ou six mois sur la côte nord
d'Afrique sans connaître les atteintes de cette affection, en
devient-il la proie après avoir franchi les tropiques ? Rien
n'a été modifié dans son armement ; ses approvisionnements
alimentaires sont les mêmes ; ils ont été pris dans les mêmes
magasins ; la ration de campagne est identique ; toutes les
conditions d'hygiène inhérentes au navire lui-même sont
absolument semblables ; il faut donc que la maladie nouvelle
qui atteint son équipage dérive de causes climatériques ou
infectieuses appartenant aux localités où la navigation le conduit. La même singularité se remarque pour les traversées :
un navire n'a pas un cas de colique sèche pendant les quatre
ou cinq mois que dure son voyage de France à Pondichéry ;
il est assiégé par le fléau quelques jours à peine après avoir
jeté l'ancre sur cette rade. Ce serait chose singulière que le
plomb de l'eau distillée ou des aliments, absorbé d'une manière continue, attendît pour manifester ses effets toxiques
que le navire fût arrivé à sa destination ; il ne serait pas
moins incompréhensible que l'incubation du poison durât un
mois quand le navire va au Sénégal, trois mois quand il va à
Madagascar, quatre mois quand il va dans l'Inde. Il y a là
quelque chose qui répugne formellement au bon sens. Un fait
on ne peut plus curieux doit être signalé à ce propos : c'est
que des navires ravagés par la colique sèche dans des stations
antérieures ont vu quelquefois l'affection reparaître à leur
bord dès qu'ils franchissaient les tropiques et quoiqu'ils fussent à quelques centaines de lieues au large. La frégate à
vapeur *l'Eldorado* a été dans ce cas. Ce fait implique évidemment, pour la colique sèche comme pour la plupart des
autres endémies tropicales, la possibilité de la création d'un
foyer d'infection nautique ; le navire est imprégné de germes
infectieux qui sont demeurés latents sous l'influence de la
température froide de nos climats et dont l'activité se réveille
quand ils retrouvent les conditions de température dans les-
quelles ils ont été primitivement élaborés.

2° La colique sèche ne sévit (c'est un fait incontesté) que
dans les seules régions intertropicales. S'il en était autrement, nos confrères de l'armée qui ont étudié avec tant de
persévérance et de talent la pathologie spéciale de l'Algérie,
eussent certainement décrit cette affection, qui compte au

ombre des plus redoutables. M. Jacquot vient bien, et tout
fait incidemment, de parler de cas de coliques sèches ob-
ervés par lui en Algérie (GAZETTE HEBDOMADAIRE , n° du
6 mai 1856); mais n'était-ce pas là la colique nerveuse or-
inaire qui est de toutes les latitudes et de toutes les loca-
ités? M. Maillot, qui a étudié avec tant de soin les maladies
articulières au nord de l'Afrique, a cru devoir rattacher
u mal de ventre sec (*dry belly-ache* des Anglais) certaines
ntéralgies qui sévirent simultanément sur un grand nombre
le soldats valides et de convalescents ; mais la lecture des
escriptions tracées par ce médecin nous a montré d'une
anière positive que c'était là de l'entéralgie spasmodique et
as autre chose. Alger, comme on sait, a une température
oyenne annuelle de 17°,9, et tout le littoral de nos posses-
ions du nord de l'Afrique est placé en dehors de la zone des
ays chauds proprement dits, c'est-à-dire de ceux dont les
empératures moyennes extrêmes sont comprises entre
0 degrés maximum et 20 degrés minimum. Or, ce sont là
es conditions thermologiques qui paraissent convenir parti-
ulièrement à l'éclosion de la colique sèche. Si on l'a retrouvée
ans des latitudes plus froides, le nord de la Chine, par
xemple, il faut s'expliquer ce fait ou par une incubation
rolongée ou par la création d'un foyer d'infection nautique.
a colique nerveuse des pays chauds est donc une endémie
ssentiellement tropicale. Sous des températures moins éle-
ées (nous en avons vu quelques exemples en France), la ma-
adie peut, il est vrai, se réveiller tout à coup; mais ce sont
à de simples rechutes comme celles de fièvres intermittentes
ui récidivent souvent loin du foyer infectieux où le germe
n a été puisé. Serait-ce que l'action de la chaleur tor-
ide met l'économie dans des conditions spéciales de débili-
ation qui la rendent plus accessible à la cause inconnue
ui produit la colique sèche, ou bien cette température est-
lle indispensable à l'élaboration de son miasme générateur?
uoi qu'il en soit de ces hypothèses, la localisation presque
xclusive de la colique sèche dans les pays intertropicaux
st un des faits les mieux établis de la géographie médicale.

La ressemblance symptomatique de la colique de plomb et
de la colique végétale a été, bien entendu, l'argument le plus
fréquemment invoqué pour établir la similitude d'origine des

deux affections. Certes, l'analogie est grande entre ces maladies, nous ne le nions pas; mais de là à admettre l'identité, il y a une distance qu'il n'est pas loisible de franchir. Et ici il importe, sous peine de ne pas s'entendre, de comparer les deux maladies : 1° en mettant en parallèle un cas isolé de chacune d'elles ; 2° en opposant le groupement *fortuit* des cas de colique de plomb au groupement *épidémique* des cas de colique sèche.

En ce qui concerne le premier point, nous ne saurions mieux faire que de reproduire ici le tableau des symptômes différentiels que nous avons dressé ailleurs pour les deux maladies (1), mais en le complétant et en insistant sur quelques points que nous n'avions fait qu'effleurer.

Colique sèche.	Colique saturnine.
1. — Début brusque ; il n'est qu'accidentellement annoncé par de la constipation ; il n'est même pas rare de voir un peu de diarrhée le jour même ou la veille du début.	1. — Prodromes assez longs, d'une semaine à un mois ; troubles abdominaux variés ; constipation, goût sucré de la salive ; teinte jaune caractéristique de la peau, etc.
2. — La colique ouvre toujours la scène ; en même temps qu'elle peuvent bien apparaître quelques névralgies mal dessinées ; mais les douleurs intestinales constituent dans le principe toute la maladie.	2. — Il n'est pas rare de voir l'arthralgie saturnine ou la paralysie des membres, ou l'anesthésie de certaines régions de la peau, ou même l'encéphalopathie, signaler le début des accidents.
3. — L'embarras gastrique est un symptôme constant de la colique végétale ; il la précède souvent et l'accompagne toujours. — Vomissements verts-porracés très habituels, quel que soit le siége de la douleur abdominale.	3. — Symptôme inusité ; la langue ne se charge que pendant le cours de l'affection et sous l'influence de la diète prolongée, vomissements plus rares : une fois sur quatre environ et toujours liés à la forme épigastrique de la douleur abdominale (Tanquerel des Planches).
4. — Le ventre conserve sa forme habituelle ; il n'est ni ballonné comme on l'a dit, ni douloureux à la pression, à moins (ce qui n'est pas rare) que ses parois soient le siége d'une dermalgie plus ou moins vive. Il est quelquefois contracté au moment des douleurs, mais jamais retiré vers la colonne vertébrale.	4. — Ventre rétracté *en bateau*, indolent à la pression.
5. — Marche continue, mais paroxystique.	5. — Les attaques, surtout quand la maladie est récente, sont séparées par des intervalles dans lesquels il n'y a pas de douleurs.
6. — L'anémie est le cachet constant de la colique nerveuse des pays chauds.	6. — La peau a une coloration spéciale tout à fait distincte de l'anémie. — Teint plombé ou ictère saturnin.

(1) *Gazette des hôpitaux*, n° du 10 janvier 1856.

7. — Les paralysies ne surviennent que consécutivement.

7. — Elles peuvent précéder la colique de plomb.

8. — Les extenseurs des avant-bras sont à peu près exclusivement atteints.

8. — Les membres inférieurs sont assez souvent paralysés dans la colique de plomb.

9. — La chorée peut être la suite de la colique sèche. M. Dutroulau en a observé un exemple ; j'en avais un second sous les yeux, il y a peu de temps.

9. — La chorée n'a pas, que nous sachions du moins, été signalée comme conséquence possible de la colique de plomb.

10. — L'encéphalopathie épileptiforme de la colique sèche est curable, si le malade effectue promptement son retour dans les climats tempérés, et les attaques ne tardent pas à disparaître.

10. — L'encéphalopathie saturnine a une gravité tout à fait indépendante des conditions de climat ou de température ; elle est très habituellement mortelle.

11. — L'encéphalopathie de la colique sèche ne s'est jamais montrée à nous que sous la forme convulsive.

11. — Elle affecte très souvent la forme délirante et comateuse.

12. — Un abaissement de température modifie favorablement les cas existants de colique sèche.

12. — La production des accidents saturnins ne reconnaît pas plus que leur marche, l'influence de la température ou des saisons.

13. — Dans les cas de paralysie, les muscles atteints conservent en partie leur contractilité électrique.

13 (1). — Les muscles paralysés ne répondent plus à la stimulation faradique.

On ne saurait, sans nul doute, retirer de ce tableau comparatif cette conclusion que la colique de plomb et la colique nerveuse des pays chauds sont deux maladies de nature et de physionomie absolument différentes ; la somme des similitudes symptomatiques l'emporte même, nous l'accordons, sur celle des dissemblances ; mais une maladie n'est pas tout entière dans ses symptômes : sa marche, le groupement fortuit ou épidémique de ses cas, ses causes prédisposantes, etc., sont autant de circonstances qu'il faut simultanément interroger. D'ailleurs il ne faut pas s'attendre à trouver entre deux maladies aussi voisines de ces différences tranchées qui séparent des affections placées à une grande distance l'une de l'autre dans les cadres nosologiques ; elles sont très analogues, mais non

(1) Nous avions considéré dans le principe ce caractère différentiel comme plus tranché, mais une conversation que nous eûmes il y a peu de temps avec M. Duchenne (de Boulogne) nous a conduit à lui accorder moins d'importance. Il serait en effet très possible, comme nous l'a objecté cet habile expérimentateur, que chez les sujets sur lesquels nous avons constaté la persistance de la contractilité électrique, la faradisation eût agi à travers les muscles extenseurs jusque sur les fléchisseurs de l'avant-bras, de manière à solliciter de la part de ceux-ci quelques mouvements rapportés à tort aux extenseurs. Je dois à la vérité de dire qu'un fait observé récemment prononce contre mon opinion en faveur de celle de M. Duchenne.

identiques, et on pourrait leur appliquer cette définition classique de la ressemblance des enfants de Niobé :

> . . . . forma non *duobus* una
> Nec diversa tamen, qualem decet esse sororum.

Si, à la rigueur, on peut contester la dissemblance de deux cas isolés, l'un de colique sèche, l'autre de colique saturnine, elle éclate d'une manière frappante quand on suit l'évolution et la marche de la première de ces deux maladies sous sa forme épidémique. Elle s'abat brusquement sur un équipage, frappe un dixième, un quinzième, quelquefois moins, d'une masse d'hommes soumis à des conditions identiques de vêtements, de couchage, d'alimentation, de genre de vie, et tous ces cas, nés sous l'influence d'une mystérieuse origine qui leur est commune, vont être tous ensemble graves ou bénins, facilement amovibles ou tenaces; ils présenteront telle ou telle prédominance de symptômes; des aggravations et des rechutes brusques, soudaines, viendront simultanément modifier la marche de chacun d'eux, etc. Supposez, au contraire, un empoisonnement saturnin; outre que tout l'équipage, respirant et s'alimentant de la même manière, devrait être en grande majorité la proie de ces accidents d'intoxication, comment s'expliquerait-on la solidarité de tous ces cas? Dix hommes empoisonnés par le plomb ont beau être rapprochés les uns des autres, chacun aura une forme d'intoxication éminemment individuelle et distincte de celle de ses voisins; les aggravations et les rechutes surviendront à des époques différentes pour chacun d'eux; en un mot, il y a entre les accidents saturnins et ceux de la colique nerveuse des pays chauds la différence d'une accumulation *fortuite* à une accumulation *épidémique* de maladies.

En résumé, nous voyons qu'après avoir inutilement recherché la vraisemblance, ou même la possibilité d'un empoisonnement saturnin dans l'analyse des conditions au milieu desquelles vit l'homme de mer, nous avons constaté de plus, entre la colique des pays chauds et celle due au plomb, des différences qui, assez saillantes déjà pour un cas envisagé isolément, deviennent irréfragables quand on étudie la première de ces affections sous sa forme épidémique. Il nous est donc très permis de soutenir la non-identité des deux affections et d'affirmer que la colique sèche n'est pas une colique de plomb. Il n'est pas aussi facile, nous allons le voir, de déterminer quelle est réellement la cause de la première de ces deux maladies, et, par suite, d'en préciser la nature.

§ II. — Hypothèses sur l'étiologie de la colique nerveuse des pays chauds.

L'intervention du plomb dans la production de la colique sèche étant définitivement écartée, on ne peut admettre, pour expliquer son origine, que l'une ou l'autre de ces trois opinions :

1° Elle est due à la température élevée des régions tropicales ou aux vicissitudes du climat qui leur est propre ;

2° Elle tient à la nature de l'alimentation spéciale de l'homme de mer ;

3° Elle dépend de la contamination de l'air par un infectieux quelconque.

1° L'influence de la température constamment élevée des pays torrides ne saurait être mise en doute ; mais on peut interpréter cette influence dans deux sens bien différents, et la considérer comme *directe* ou *indirecte*. Ou bien, en effet, la chaleur agit en modifiant l'organisme, ou bien en élaborant certains germes infectieux. Nous nous rallions sans hésitation à cette dernière manière de voir. L'action soutenue des chaleurs torrides contribue encore d'une autre manière à faire naître une prédisposition à la colique végétale en engendrant cette anémie et cet éréthisme nerveux habituels, qui sont des conditions si éminemment propres à favoriser le développement des névroses. Un assez grand nombre de médecins, se préoccupant de la fréquence et de la soudaineté des vicissitudes thermométriques dans les pays chauds, ont considéré la colique sèche comme une entéralgie de nature rhumatismale, et l'habitude pernicieuse de se coucher sur le pont, exposé au refroidissement préjudiciable qu'entraîne le rayonnement nocturne, l'imbibition des vêtements par une rosée profuse, ont été invoquées comme justifiant cette manière de voir. Si nous croyons réellement à la nocuité de ces conditions étiologiques et à leur aptitude à jouer, dans la production de la maladie, le rôle de causes secondaires ou *prédis-posantes*, nous pensons que leur influence serait nulle si l'organisme n'avait préalablement subi l'action de la cause *occasionnelle* d'où dérive la colique nerveuse des pays chauds. A un âge où l'on traite sa santé avec un sans-façon dont elle sait se venger plus tard, nous passions presque toutes nos nuits sur le pont, enveloppé dans un manteau, pour échapper aux chaleurs accablantes du golfe de Guinée, et cette impru-dence (que nous ne cherchons pas du reste à excuser), quoi-qu'elle fût très générale à bord, n'y a jamais produit un cas de colique sèche. Combien de fois, d'ailleurs, n'a-t-on pas vu cette affection frapper des individus qui, par l'habitude de porter de la flanelle et de se couvrir de drap le soir, se pré-munissaient soigneusement contre le froid? Combien de fois, par contre, des chauffeurs et des mécaniciens ne se sont-ils pas présentés impunément à la bouche des manches-à-vent ou sur le pont, le corps tout ruisselant de sueur? Est-il lo-gique, enfin, de supposer que cette prétendue répercussion de la sueur aille rhumatiser le plan charnu des intestins et n'atteigne pas de préférence et simultanément les muscles extérieurs, qui ont été bien plus directement soumis à l'action du froid? M. le docteur Lecoq a surtout fortement insisté sur l'importance de cet élément étiologique, et il considère les variations brusques du thermomètre dans les pays chauds comme la cause *déterminante*, et l'appauvrissement du sang comme la cause *prédisposante* de la colique sèche. Telle est aussi l'opinion de notre distingué confrère M. Rochard. Nous ne saurions admettre cette étiologie, et, comme nous le di-sions tout à l'heure, la température des pays torrides ne nous paraît présider à la génération de la colique sèche que d'une manière indirecte, c'est-à-dire en favorisant la production du miasme spécial d'où elle dérive.

Si l'on ne peut nier que la tension électrique considérable des atmosphères équatoriales ne soit l'une des causes de la prédominance des affections nerveuses dans la pathologie des pays chauds, si l'économie est vivement influencée par ces orages si fréquents et d'une violence inconnue à nos climats, il faut également considérer cette circonstance comme créant une prédisposition et rien de plus.

L'état hygrométrique de l'air dans les pays chauds ne joue

non plus, dans la production de la colique sèche, qu'un rôle tout à fait accessoire. — La colique nerveuse endémique des pays chauds sévit de préférence sur les navires. C'est là son terrain de prédilection, mais elle ne leur est pas exclusivement spéciale; on la voit, quoique plus rarement il est vrai, éclater quelquefois à terre, et il est permis d'en conclure que l'atmosphère confinée d'un bâtiment contient les éléments de la cause génératrice de la colique sèche. L'atmosphère libre des pays intertropicaux les renferme également, mais moins condensés, moins nuisibles. Quel est le rôle que joue la température élevée des compartiments habitables des navires dans la production de la colique sèche? A bord des navires à voiles, à part le calorique rayonné par la cuisine, le four et la machine distillatoire, et celui absorbé de l'extérieur par les murailles généralement noircies, la chaleur intérieure est exclusivement le fait de l'encombrement. Nous avons prouvé ailleurs que cette chaleur était excessivement considérable, puisque l'équipage d'un vaisseau à trois ponts rayonne pendant les cinq heures de nuit qu'il passe en totalité dans les batteries ou le faux-pont 434,800 calories, c'est-à-dire une quantité de chaleur pouvant porter 434 litres d'eau de 1 à 100 degrés. D'un autre côté, les expériences de thermométrie nautique prouvent que la température s'accroît d'autant plus qu'on descend dans un compartiment plus inférieur, et qu'une différence, qui va quelquefois jusqu'à 10 ou 12 degrés, peut être constatée entre l'air de certaines parties de la cale et celui du pont. A bord des navires à vapeur, les conditions d'encombrement sont les mêmes, si ce n'est plus défavorables. De plus, la chaleur de la machine introduit dans le problème de leur thermométrie intérieure un nouvel élément d'aggravation. Or, ces bâtiments ont une insalubrité beaucoup plus grande que les navires à voiles, toutes choses égales par ailleurs, et la colique nerveuse des pays chauds en particulier a pour eux une prédilection qui a été constatée par tous les médecins de la marine. Enfin, les hommes de l'équipage que leurs fonctions exposent plus particulièrement à l'action soutenue d'une température élevée, coqs, boulangers, cuisiniers, chauffeurs, mécaniciens, sont ceux aussi que la colique sèche atteint de préférence. L'action d'une température habituellement très élevée, qu'elle

soit le fait de l'encombrement, de la radiation solaire ou d'une
source artificielle de calorique, paraît donc être une condition indispensable pour que la colique sèche se produise;
mais ce n'est là encore qu'une cause prédisposante, car combien de fois l'a-t-on constatée sans qu'elle déterminât l'affection? Un bateau à vapeur qui chauffe devant Tunis a souvent
une température plus insupportable que celle du Sénégal.
Que lui manque-t-il pour que ses chauffeurs et ses mécaniciens soient atteints de colique sèche? Rien, si ce n'est ce
miasme, ce principe aérien spécial, qui est la condition génératrice de la maladie, et que l'atmosphère des tropiques
renferme seule. Les partisans de la nature saturnine de la
colique sèche n'ont pas manqué d'utiliser cette particularité
étiologique et de dire que, si les cuisiniers étaient surtout
désignés aux atteintes de la maladie, cela tenait uniquement
à la quantité d'eau qu'ils ingurgitaient pour étancher leur
soif. Mais cette explication tombe devant ce fait, que, par une
bizarrerie remarquable, ce sont quelquefois les hommes éloi-
gnés des feux, les gabiers par exemple, qui payent leur dette
au fléau, tandis que les gens de la machine sont exception-
nellement épargnés : l'intempérance des boissons froides n'a
donc qu'une influence étiologique bornée.

2° Il n'est pas plus vrai que la colique nerveuse des pays
chauds ait sa cause occasionnelle dans l'alimentation spéciale
de l'homme de mer. La ration doit, bien entendu, être mise
hors du débat. Elle est uniforme, la même pour tous les navires et aux diverses périodes de la même campagne; on peut
certainement lui adresser des reproches légitimes de monotonie et d'altérabilité facile; mais s'il y a là un motif d'al-
languissement pour la nutrition, on ne saurait y voir le point
de départ d'une affection spéciale. Quant aux recherches qui
avaient pour but la constatation de la présence du plomb
dans les aliments, pain, vin, eau distillée, etc., nous avons
vu que leurs résultats étaient demeurés négatifs, et que s'il
en avait été autrement, il eût été loisible de refuser à ces
quantités infinitésimales de plomb l'énergie toxique qu'on s'est
efforcé de leur attribuer (1). L'eau prise à terre dans des ruis-

____

(1) Au moment où nous corrigeons les épreuves de notre travail, nous lisons dans
l'*Union médicale* (n° du 6 août 1857) un rapport fait à la Société médicale des hôpi-

seaux, des aiguades, des marigots, des affluents de rivière, etc., pourrait à la rigueur être incriminée si des bâtiments qui renouvelaient leur approvisionnement par les seules ressources de la distillation, n'avaient offert maintes fois des exemples d'épidémie de colique nerveuse. Quant aux productions empruntées à la flore ou à la faune des pays que visite l'homme de mer, on ne saurait leur attribuer la moindre influence sur la production de la maladie. Les fruits des pays chauds, quand ils sont mangés avec excès ou avant maturité, ont évidemment des inconvénients, et certains embarras gastriques, des diarrhées, ou même des dysentéries, ont pu maintes fois et légitimement être rapportés à cette cause; mais l'influence des fruits des tropiques sur la production de la colique sèche tombe devant ce fait par nous constaté bien souvent, que des navires réduits par les circonstances de la navigation à la seule ration réglementaire, sont atteints par cette affection comme ceux qui ajoutent à l'alimentation habituelle de leurs équipages des fruits, des légumes ou de la viande fraîche achetés à terre.

3° Nous arrivons donc, par exclusion, à admettre que la cause productrice de la colique sèche est dans l'air et que cette cause est indépendante des modifications thermométriques ou électriques de ce fluide. C'est un élément surajouté à ses éléments constitutifs normaux, un principe particulier, un miasme. Cette opinion, que nous croyons avoir émise le premier dans notre mémoire de l'année 1852 des *Archives*, et que nous avions soutenue de nouveau et développée dans notre *Traité d'hygiène navale*, est aussi celle de M. Dutrouleau, qui l'a défendue dans le mémoire intéressant a publié il y a quelques mois. N'ayant pu prendre connaissance d'un travail qui était alors sous presse, notre honoré confrère avait pu nous reprocher de n'être pas assez affirmatif sur ce point et de n'émettre que sous

taux, par M. Legroux, sur une note de M. Girard (de Marseille), relative à l'*intoxication saturnine et à son traitement*. Notre honorable confrère parle de *deux prétendues coliques des pays chauds*, qu'il aurait reconnues, par la seule constatation du liséré gingival, n'être que des coliques de plomb, et il reproche, aux médecins qui ont écrit sur la colique sèche, de ne pas avoir examiné les gencives de leurs malades. Nous n'acceptons ni l'importance diagnostique absolue attribuée à ce signe, ni le reproche de ne pas l'avoir interrogé. Cet oubli eût été impardonnable et eût en effet fourni une arme aux partisans de l'identité de la colique saturnine et de la colique sèche.

forme de doute la possibilité pour la colique sèche d'une origine infectieuse. Il a pu voir que, depuis, nous nous sommes départi de cette réserve qui convient à toute opinion produite pour la première fois, et que personne n'est plus convaincu que nous que la colique des pays chauds est l'expression d'un empoisonnement miasmatique. Quant à déterminer la nature de ce miasme, nous laissons à d'autres ce soin ; mais nous devons faire remarquer la vraisemblance de sa parenté avec l'infectieux complexe qui se dégage des marais. La coexistence très habituelle de la colique sèche et de l'anémie paludéenne ; la succession si ordinaire de cette affection à des accès intermittents simples ou pernicieux ; la marche périodique que la névrose intestinale affecte très souvent ; ce fait que, de trois personnes qui chassent sur le bord d'un marigot sous l'ardeur du soleil, l'une peut contracter une fièvre intermittente, la seconde une dysentérie, la troisième une colique sèche, montrent que le marais, ce laboratoire d'infectieux multiples, paraît être la source d'où procède la colique sèche comme du reste la plupart des endémies tropicales.

On a voulu voir, dans le miasme palustre, la cause efficiente du plus grand nombre des maladies propres aux pays chauds ; les médecins de la marine ont surtout cette tendance, et tout dernièrement un critique, d'une bienveillance parfaite par ailleurs, nous la reprochait à nous même en analysant notre *Traité d'hygiène navale* dans les colonnes de la Gazette hebdomadaire ; sans doute, on peut opposer contradictoirement, à la monotonie d'une cause unique, la variabilité des effets qui en résultent ; sans doute cette idée médicale a été un peu exagérée, et il nous répugne, quoi qu'en pense M. Jacquot, de voir dans certaines affections, l'hépatite, par exemple, le résultat d'une intoxication palustre ; mais il en est d'autres (la colique sèche est du nombre) que nous rattachons sans hésitation à cette cause. « Partout où une matière organique se putréfie, avons-nous dit ailleurs, qu'elle procède d'une plante ou d'un animal, un germe infectieux prend naissance. L'habitant des marais, le bûcheron, le fossoyeur qui met à nu des couches de terre végétale, le paysan qui entr'ouvre le sillon d'une terre pour l'ensemencer, l'ouvrier qui exploite une tourbière ou un gisement de houille, sont exposés à l'action de ces miasmes qu'on a confondus sous la désignation générique de miasmes paludéens et dont le résultat est de produire l'infection *phyto-hémique*. Si celle-ci trouve dans la température et la végétation des pays chauds ses éléments de production les plus actifs, il ne faut pas oublier qu'à côté de cette décomposition végétale, s'opère une décomposition animale incessante et que l'*infection nécrohémique* (ou par des miasmes cadavériques animaux) doit aussi en être la conséquence. On a l'habitude de considérer l'empoisonnement palustre comme produit par un principe toujours identique avec lui-même et en quelque sorte indivisible, le *miasme des marais*, et l'on est tenté de n'attribuer à celui-ci que la seule production des pyrexies intermittentes. Eh bien ! ce point de vue nous paraît essentiellement faux : les miasmes marécageux sont complexes de leur nature ; ce sont des molécules cadavériques végétales et animales à la fois, empruntées aux espèces vivantes les plus variées ; rien ne nous dit qu'elles aient les mêmes propriétés pathogéniques, et nous concevons très bien que des maladies de nature variée puissent être le résultat de leur absorption. Un marais alimenté principalement par des substances animales n'aurait probablement pas les mêmes propriétés infectieuses que celui où des matières végétales se putréfient : ce point de vue éclaire singulièrement la pathologie des pays chauds ; toutes les maladies qui leur sont propres et que leur état climatologique (température, humidité, électricité, etc.) ne produit pas, sont des empoisonnements par des matières organiques en voie de désagrégation, et la nature de ces maladies est commandée par la nature et l'origine de ces miasmes variés. Toutes les pyrexies paludéennes, sous leurs diversités de types, intermittent, rémittent, contenu, l'empoisonnement palustre chronique, les névralgies paludéennes, improprement nommées fièvres larvées, la fièvre jaune, probablement aussi la colique nerveuse endémique des pays chauds, procèdent de l'infection phyto-hémique. La dysentérie épidémique est, au contraire, la manifestation des miasmes cadavériques animaux (1). »

Le miasme qui produit la colique endémique des pays

-----

(1) *Traité d'hygiène navale*, 1856, p. 396 et suivantes.

chauds et les diverses fièvres larvées ou névralgies anomales est-il le même que celui qui engendre les pyrexies paludéennes et les dispositions de l'organisme qui en subit l'atteinte, impriment-elles seules une forme différente à ses effets pathogéniques, ou bien ce poison quoique rapproché du poison palustre, proprement dit, en est-il *spécifiquement* distinct? Nous inclinerions plus volontiers à admettre la seconde de ces hypothèses. En résumé, les émanations infectieuses qui se dégagent d'un marais naturel ou artificiel, celles qu'exhale une cale fétide où croupit, sous l'action d'une forte température, un mélange d'eau douce et d'eau salée, sont les deux conditions essentielles de la production des coliques sèches. Toutes les autres ne sont que de simples prédispositions à contracter cette redoutable névrose : ainsi de l'anémie idiopathique ou de l'anémie paludéenne, des transitions brusques et répétées de température auxquelles exposent certaines professions, celles de chauffeurs, de mécaniciens, de cuisiniers, par exemple, du refroidissement causé par le sommeil nocturne en plein pont, etc. Si certains navires ne peuvent reparaître dans les pays chauds sans être ravagés par la colique sèche, c'est que la putridité de leur cale est une cause virtuelle de production de la maladie à laquelle il ne manque que l'impulsion de la chaleur torride ; si les bateaux à vapeur sont plus souvent atteints que les navires à voiles, il faut se l'expliquer, d'une part, par la condition désavantageuse d'un encombrement plus grand (1); d'une autre part, par les éléments nouveaux que la chaleur de la machine, l'accumulation d'un charbon souvent humide, l'infection sulfhydrique spéciale de leur cale, introduisent dans le problème de leur hygiène spéciale.

Ces conditions particulières aux bateaux à vapeur sont de nature à expliquer la prédilection de la colique sèche pour ce genre de navires. L'encombrement, indépendamment de ses autres dangers, est une cause d'accroissement d'humidité et de température, double circonstance qui favorise à un haut degré la décomposition putride des matières organiques ; la chaleur irradiée par la machine dans toutes les parties du na-

---

(1) Nous avons prouvé que le cube moyen d'encombrement individuel est de 1^m,899 pour les différents types de navires à vapeur et de 3^m,648 pour les différents types de navires à voiles.

vire agit dans le même sens mais d'une manière plus sensible encore ; enfin l'encombrement d'un charbon habituellement humide, dont le volume atteint souvent le quart du cubage du navire, qui est soumis dans les soutes à une température qui atteint quelquefois 50 degrés centigrades et qui doit dé-gager une masse considérable de produits gazeux, sont autant de particularités que l'on peut invoquer pour expliquer l'aptitude des steamers à contracter la colique sèche.

On le voit, en admettant : 1º que la colique des pays chauds est l'un des produits pathologiques qui résultent de la putréfaction des substances végétales, 2º qu'un navire peut porter dans sa cale un marais producteur de miasme de cette nature, on parvient à édifier une étiologie vraisemblable de cette affection, et toutes les autres causes viennent se grouper comme éléments de prédisposition autour de cette cause spé-cifique sans laquelle un cas de colique végétale ne saurait jamais prendre naissance.

§ III. — **Traitement de la colique nerveuse endémique des pays chauds.**

On peut, sans grand préjudice, ne pas s'accorder sur la nature d'une affection, édifier et défendre sur ce point des théories adverses ; ces discussions sont *provisoirement* du domaine de la spéculation pure, et il ne faut pas leur accorder plus d'importance qu'elles n'en méritent ; mais quand il s'agit d'une méthode efficace de traitement, il y a là plus qu'un intérêt scientifique d'engagé ; le salut des malades est souvent en jeu, et il faut défendre avec l'intolérance de la vérité ce qu'on croit bon et utile. C'est ce que nous allons faire à propos de l'emploi de la belladone, qui est et demeu-rera, de l'aveu même de notre distingué confrère M. Dutrou-leau, qui ne s'en montre cependant pas plus enthousiaste qu'il ne faut, le moyen le moins inefficace et le moins infidèle qu'on puisse opposer à une affection aussi tenace qu'horri-blement douloureuse.

En 1852, étant aux prises avec une épidémie de colique sèche d'une gravité insolite, nous épuisâmes bientôt contre elle tout l'arsenal des médications classiques, et comme tant

d'autres, nous demandâmes aux drastiques et à l'opium com-
binés des succès qui nous firent constamment défaut; nous
dûmes donc chercher mieux. Une analyse attentive des
symptômes et de la marche de la maladie nous conduisit à
penser que la douleur intestinale était le symptôme essentiel
de la maladie auquel se subordonnait, à titre d'effet, cette
constipation opiniâtre, contre laquelle l'inefficacité des purgatifs est notoire au début. L'opium ne nous avait donné
que des résultats équivoques, le chloroforme en inhalation
avait suspendu la douleur sans l'enrayer; nous songeâmes
tout naturellement aux solanées vireuses et, sans penser le
moins du monde à une priorité que M. Dutrouleau nous con-
teste pour la rapporter à notre infortuné confrère feu le professeur Raoul, dont nous ne connaissions en rien le travail à
cette époque, nous jetâmes tout naturellement les yeux sur
la plus usuelle de ces solanées, sur la belladone. Opposer ce
médicament à une névrose essentiellement douloureuse, c'est
là une idée tellement naturelle et si bien du patrimoine de
tous, que personne ne songera jamais à en tirer mérite d'in-
vention. *Belladone* et *douleur* sont deux mots qui s'appel-
lent l'un l'autre; il n'y avait nulle nouveauté à les rapprocher;
y avait-il utilité à le faire? les faits en portent témoignage.

Depuis 1852, les affirmations de ceux de nos confrères
qui avaient bien voulu, sur la foi de notre travail, essayer mé-
thodiquement l'emploi de la belladone dans le traitement de
la colique sèche, nous donnèrent de plus en plus la pensée
que c'était là un moyen réellement utile; nous les enregis-
trions au fur et à mesure qu'elles se produisaient, mais sans
songer à en faire l'objet d'un nouveau mémoire; nous jugions
ce travail inutile, puisque nos premières assertions étaient
demeurées incontestées, et surtout puisque l'emploi de la
belladone gagnait tous les jours du terrain dans la pratique
des médecins de la marine appelés à combattre cette affection.

Le dernier travail de notre confrère M. Dutrouleau, travail
d'ailleurs marqué au coin de cette sagacité qui caractérise
toutes les productions de cet observateur distingué, est venu
troubler la quiétude dont nous jouissions sous ce rapport et
jeter dans l'esprit des médecins naviguants une incertitude
qu'il importe de dissiper au plus tôt. Notre confrère a bien

voulu justifier ses attaques contre le traitement que nous préconisons, par l'importance toute bienveillante qu'il attribue à nos travaux sur la colique sèche, et par le besoin senti de prémunir les médecins de la marine contre des entraînements qui pourraient plus tard devenir des déceptions. Ce double motif est aussi celui qui nous guide. D'une part, en effet, de pareilles infirmations ne sont pas de celles qui passent sans impressionner vivement les esprits; d'une autre part, il y a un intérêt pratique immense à ce que nos confrères naviguants ne courent pas plus les risques de déceptions préjudiciables que de défiances imméritées à l'endroit d'un médicament qu'il ne serait pas facile de remplacer par un autre.

Ceux d'entre nous qui ont assisté aux angoisses si cruelles et si longues des malheureux voués aux souffrances de la colique sèche, et qui ont vu toutes leurs ressources thérapeutiques s'épuiser contre cette désespérante affection, accorderont à ce débat, dans lequel il n'y a qu'un seul intérêt en cause, celui de la vérité, une certaine gravité et une certaine importance.

M. Dutrouleau pense, comme nous le disions tout à l'heure, que l'idée d'employer la belladone dans le traitement de la colique sèche nous a été suggérée par la lecture du travail de Raoul. Notre confrère ne peut douter que nous eussions indiqué cette source si nous l'avions connue ; d'ailleurs, nous le répétons, la prétention de priorité ne nous est jamais venue à l'esprit. Si nous avions été tenté de revendiquer ce mérite, ce n'est pas seulement avec ce médecin éminent qu'il nous eût fallu le partager, mais encore avec Gravel qui anciennement opposa une autre solanée, le tabac, aux douleurs de la colique saturnine; avec nos confrères M. Laure, qui retira à Cayenne, de l'emploi de lavements de nicotiane, des avantages qui nous semblent bien constatés, et M. Thierry qui, sans connaître notre travail, employa, nous a-t-on dit, la belladone contre la colique sèche; avec M. Malherbe, qui a institué contre la colique de plomb un traitement très analogue à celui que nous avons préconisé, etc.

Une règle de laquelle il ne faut pas s'écarter, quand on veut contrôler par l'expérimentation un résultat thérapeutique énoncé, c'est de se placer dans des conditions identiques de dose, de forme médicamenteuse, de mode d'administration, etc. ; sans cela les conclusions contradictoires peuvent être légitimement repoussées. C'est ce que ne semble pas avoir fait M. Dutrouleau, qui a donné l'extrait de belladone à des doses que nous croyons insuffisantes et qui s'est écarté sensiblement du principe des *doses filées* que nous avons cherché à faire prévaloir. Notre confrère a été évidemment dominé par la crainte de provoquer des accidents toxiques, et il nous semble avoir trop confondu les signes de la saturation physiologique produite par une substance médicamenteuse avec l'empoisonnement que des doses *non médicales* sont susceptibles de provoquer. Nous n'avons jamais eu plus que lui l'intention d'aller, comme il le dit, jusqu'aux symptômes de *l'empoisonnement ;* mais il nous a paru nécessaire d'impressionner assez fortement l'organisme sous peine de n'arriver qu'à un résultat incomplet ou nul. M. Dutrouleau, attribuant à l'emploi de la belladone des dangers un peu gratuits, cite dans son mémoire un cas dans lequel $0^{gr},15$ d'extrait de belladone déterminèrent de la chaleur de la peau, un état vultueux de la face, du délire, des hallucinations, symptômes fort ordinaires de l'atropisme, qui furent considérés comme des signes d'empoisonnement et auxquels on opposa un traitement approprié et qui se fussent certainement dissipés d'eux-mêmes.

Dans nos expériences, l'extrait de belladone était donné par doses fractionnées de $0^{gr},01$ de quart d'heure en quart d'heure, jusqu'à absorption de $0^{gr},10$, et de demi-heure en demi-heure ensuite; nous avons très habituellement atteint par cette méthode, et sans le moindre accident, des doses de $0^{gr},20$ à $0^{gr},25$ par vingt-quatre heures; un de nos malades prit même $0^{gr},30$ d'extrait dans un jour et cela sans accident aucun ; car, nous le répétons, on ne peut pas plus considérer la rougeur de la peau, la dilatation des pupilles, voire même le délire comme des symptômes d'empoisonnement quand on donne de la belladone, qu'on ne peut considérer comme accidents toxiques les vertiges que détermine le sulfate de quinine ou le vomissement produit par le tartre stibié. Ce sont des effets physiologiques essentiellement amovibles dont le thérapeutiste tire profit et qu'il domine toujours quand il y met suffisamment d'attention et de prudence.

Nous n'arguerons ni des fixations de doses maximum d'extrait de belladone indiquées dans les traités classiques de matière médicale ou dans les formulaires, ni d'essais récents dans lesquels les solanées vireuses ont été employées à plus haute dose et avec une innocuité parfaite, pour modifier certaines formes de délire aigu ou chronique, ni de notre expérience personnelle qui nous a démontré que ces quantités incriminées sont réellement inoffensives ; mais nous dirons que tous les médecins de la marine qui ont administré l'extrait de belladone contre la colique sèche, en suivant nos indications, MM. Le Tersec, Lecoq, Beaujean, Vialet, ont été unanimes pour reconnaître que ce traitement était dénué de tout danger. Quelques-uns même, trouvant insuffisante cette dose maximum de 0^{gr}1,30 par jour, ont été plus loin, et M. Beaujean, entre autres, a de beaucoup excédé cette dose, sans avoir eu à s'en repentir ; nous ne croyons pas devoir engager à la dépasser, mais cette expérience démontre au moins l'inanité d'appréhensions qu'une expérimentation plus prolongée et plus sévère n'eût pas manqué de dissiper.

Au reste, M. Dutrouleau avoue avec beaucoup de sincérité que l'administration de la belladone avait, dans le cas qu'il cite, été conduite un peu brusquement, et il attribue en partie à cette circonstance les quelques accidents qui se sont produits.

Voilà pour l'innocuité du traitement ; voyons ce qu'il faut penser de son utilité. Notre confrère nous attribue une sorte d'enthousiasme pour la belladone, et n'hésite pas à nous considérer comme en faisant une espèce de *spécifique*. Il sait trop bien quel sens il faut attacher à ce mot pour pouvoir nous l'attribuer sérieusement. On ne guérit pas plus la colique sèche en calmant les douleurs atroces qu'elle détermine, qu'on ne guérit la syphilis en combattant avec succès par la morphine ou la belladone des douleurs rhumatoïdes ou ostéocopes liées à ce vice général. Un spécifique enlève d'une manière élective et certaine le fond d'une maladie à cause spécifique, un palliatif laisse persister cette cause et n'enlève qu'une ou plusieurs de ses manifestations. Ainsi de la belladone, médicament merveilleusement adapté aux deux indications capitales du traitement de la colique sèche : qui sont de faire cesser la douleur et la constipation, très propre à abréger l'intensité et la durée d'une attaque, mais ne prémunissant en rien contre le retour de celle-ci. Quant à de l'enthousiasme, nous avons trop la pénible expérience des leurres thérapeutiques, pour ne pas nous en défendre, et notre honoré confrère aurait dû plutôt voir dans notre langage cette satisfaction de la vérité scientifique et ce contentement qu'inspire la conviction qu'on a réalisé en pratique un progrès, si humble qu'il soit.

Les faits allégués dans mon mémoire ont pu paraître insuffisants, et je le conçois; moi-même je les eusse voulus plus nombreux; mais confiant dans la réalité des résultats que j'avais obtenus, avec le ferme désir de ne chercher que la vérité, j'ai dû attendre la confirmation, par autrui, des idées que l'expérience m'avait faites. Ce témoignage n'a pas tardé. M. Vialet, chirurgien du service colonial (Sénégal), fut l'un des premiers à expérimenter la belladone dans le traitement de la colique sèche; les résultats qu'il obtint lui semblèrent plus avantageux que ceux fournis par les autres médications, et il constata que la belladone pouvait enrayer du même coup et la douleur et la constipation. Le 3 janvier 1854, M. Beaujean, chirurgien de 1re classe de la marine, et alors chargé de la centralisation du service de santé de la division navale de la côte O. d'Afrique, m'écrivit spontanément pour me rendre compte des beaux résultats que la belladone venait de lui fournir. Son expérimentation a été faite avec tant de soin et sur une si vaste échelle, que le témoignage de ce médecin est des plus importants : « Sur les 23 cas qui se sont présentés à mon observation, m'écrivait-il, 1 seul qui se termina par la mort (1) ne fut nullement modifié par la belladone, qui fut aussi impuissante que les autres moyens employés (vésicatoires, cautérisations, lavements de tabac, chloroforme en inhalations et en potions, grands bains, etc.). Chez tous les autres malades, l'extrait de belladone fut administré en pilules de 0^{gr},01 : les premières de quart d'heure en quart

(1) M. Beaujean attribue la mort de ce malade à un accès de fièvre intermittente pernicieuse survenue brusquement dans le cours d'une attaque de colique sèche. Celle-ci avait été modifiée favorablement par la belladone, mais il survint des accès fébriles tierces, et l'un d'eux revêtit inopinément le caractère pernicieux. Il n'est pas inutile de faire remarquer que ces cas de colique sèche avaient été contractés dans une expédition à Grand-Bassam, localité dont le méphitisme palustre est proverbial sur la côte O. d'Afrique.

d'heure, les suivantes de demi-heure en demi-heure. 15 ou 20 centigrammes étaient, en général, prescrits d'abord, et ce n'est qu'après avoir constaté l'effet produit que le médicament était continué. La moyenne de la quantité de belladone administrée à chaque malade a été de 0 ^{gr},01 par heure; l'un d'eux a pris jusqu'à 0^{gr},60 en trente-six heures et un autre 0 ^{gr},48 en dix-neuf heures. Un commencement de soulagement s'est montré en moyenne après vingt-cinq heures de traitement, un soulagement très sensible après trente-trois heures, enfin une première selle après quarante-six ou quarante-sept heures. Ces résultats ont été obtenus avec 0 ^{gr},45 à 0 ^{gr},50 d'extrait en moyenne..... Des purgatifs étaient ordinairement associés à la belladone. Ce médicament a souvent suffi seul pour amener la détente, mais seulement dans les cas où les symptômes ne présentaient pas une grande intensité. Il m'est arrivé de tenter d'emblée les purgatifs sans autre médication, mais toujours sans aucun succès. »

M. Beaujean a réuni dans un tableau les résultats que l'administration de la belladone lui a fournis dans chacun des 23 cas qu'il a simultanément traités par cette méthode; ce document plein d'intérêt montre, d'une part, que le soulagement déterminé par la belladone est assez prompt, et d'une autre part, qu'il est permis de ne plus se ranger à cette opinion fataliste qui considère une attaque de colique sèche comme ayant une durée que rien n'abrége, et enveloppe par suite tous les médicaments dans un même dédain.

| | SOULAGEMENT | | |
	léger au bout de	très sensible au bout de	1re SELLE au bout de
1......	22 heures.	31 heures.	61 heures.
2......	28 —	36 —	39 —.
3......	30 —	38 —	60 —
4......	30 —	36 —	75 —
5......	29 —	40 —	50 —
6......	32 —	36 —	38 —
7......	52 —	57 —	61 —
8......	21 —	36 —	50 —
9......	22 —	31 —	40 —
10......	28 —	32 —	42 —
11......	24 —	32 —	41 —
12......	30 —	40 —	47 —
13......	28 —	36 —	48 —
14......	36 —	42 —	50 —
15......	16 —	22 —	46 —
16......	30 —	38 —	41 —
17......	9 —	20 —	55 —
18......	20 —	24 —	28 —
19......	16 —	22 —	62 —
20......	24 —	40 —	55 —
21......	18 —	24 —	37 —
22......	16 —	24 —	25 —
23......	18 —	23 —	31 —

M. Le Tersec, chirurgien-major de la corvette *la Capricieuse*, a eu également l'occasion d'essayer la belladone dans le traitement de la colique sèche, et bien qu'il ait administré le médicament à des doses minimes, 0 ^{gr},10 d'extrait dans une potion, il n'a pas laissé d'en retirer un avantage marqué.

« Voici en toute conscience, dit ce médecin, les résultats que nous avons obtenus :

» 1° Chez ceux de nos malades, au nombre de 4, qui en étaient à une première attaque, le paroxysme nous a paru se prolonger moins longtemps sous l'influence du traitement par la belladone.

» 2° Les rechutes ont été enrayées presque subitement, consécutivement à l'absorption de ce médicament.

» 3° Enfin aucun des malades soumis à ce traitement n'a présenté de récidive (1). »

(1) Obs. sur la colique nerveuse qui a régné à bord de la *Capricieuse*, et Thèse de Montpellier, 1850.

M. Le Tersec attribue, à bon droit, ce dernier résultat moins au médicament qu'au changement de climat; nous ne l'avons pas constaté pour notre compte, et nous ne sachions pas qu'il ait été énoncé par d'autres.

M. Cougit, chirurgien de 2⁰ classe de la marine, a eu l'occasion de traiter et de voir traiter à l'hôpital de Fort-de-France, un certain nombre de cas de colique sèche, par l'extrait de belladone. Dès le premier jour, on put constater une amélioration sensible, et l'attaque se termina dans le cours du troisième.

Dans les expériences dont il nous a entretenu, les doses de belladone ont été poussées, et cela sans nul préjudice, jusqu'à des doses de $0^{gr},30$ ou $0^{gr},40$ par jour. M. Cougit nous a cité entre autres le fait d'un prêtre qui entra au mois d'août 1855 à l'hôpital de Fort-de-France, pour y être traité d'une attaque de colique sèche très violente; tous les moyens avaient échoué; la belladone ne tarda pas à amener un soulagement prompt et durable.

Les affirmations de M. le docteur Lecoq, chirurgien de 1ʳᵉ classe de la marine, ne sont pas moins favorables à cette méthode de traitement. Les observations cliniques consignées dans sa thèse ne permettent aucun doute sur son efficacité.

Dans l'une d'elles (obs. I), la belladone, administrée sous forme d'extrait à la dose de $0^{gr},30$ par jour, amène dès le lendemain un amendement des plus sensibles; « les douleurs de ventre ont sensiblement diminué, les vomissements sont remplacés par quelques nausées, la physionomie est plus épanouie; le malade n'a pas dormi, mais la nuit a été calme; pas de selles. Cependant, depuis que l'effet de la belladone ne se fait plus sentir, le malade nous annonce que les douleurs du ventre ont aussi de la tendance à se reproduire. » Le lendemain, après une nouvelle administration de $0^{gr},20$ d'extrait de belladone, les coliques disparaissent à peu près complétement; la figure du malade, dit M. le docteur Lecoq, exprimait la joie la plus complète, et jamais, de son aveu, il n'avait été soulagé aussi complétement dans ses attaques antérieures.

Chez un autre malade (obs. II), l'administration de la belladone fut rendue difficile et irrégulière par suite de la persistance des vomissements; mais toutes les fois qu'on put en faire absorber une certaine dose au malade, les coliques disparurent avec plus ou moins de rapidité.

Dans une troisième observation, l'atténuation des douleurs, qui étaient fort vives, ne se fit sentir que le deuxième jour de l'administration de la belladone; mais ici encore M. Lecoq ne conserva aucun doute sur l'extrême utilité du médicament.

Un autre malade chez qui les coliques étaient tellement vives qu'il se roulait à terre en poussant des cris, fut soulagé le lendemain, et son attaque, qui eût certainement été fort longue, si elle eût été abandonnée à elle-même, se termina le quatrième jour.

M. Bellebon, chirurgien-major de la frégate-hôpital *l'Armide*, se loue également beaucoup, dans son rapport, des résultats qu'il a obtenus à l'aide de la belladone dans le traitement de la colique sèche. « J'ai eu recours et très heureusement, dit ce médecin, à l'extrait de belladone, employé à doses élevées ($0^{gr},30$ à $0^{gr},40$ dans les vingt-quatre heures). J'ai pu quelquefois obtenir un soulagement aussi prompt avec des doses un peu moins élevées, et dans le seul où cette substance ait déterminé du délire et quelques accidents nerveux, elle n'avait été donnée qu'à la dose de $0^{gr},20$ pendant deux jours. »

On le voit, nous avons les mains pleines de faits, et nous nous estimons heureux que le travail de M. Dutrouleau nous ait fourni une occasion de les produire; il a jugé sur une information incomplète, et nous le savons assez animé de l'amour de la vérité pour être sûr qu'il ne résistera en rien à l'évidence des résultats qui l'eussent certainement convaincu s'il avait pu les connaître.

En désaccord avec nous sur la nature du meilleur traitement à opposer à la colique sèche des pays chauds, notre distingué confrère ne partage pas non plus nos idées sur le mode particulier d'altération fonctionnelle que subit la fibre musculaire intestinale dans cette névrose douloureuse. Pour lui, c'est une paralysie; pour nous, il y a contraction accrue et irrégulière en même temps, et les troubles de la motilité dans les fibres musculaires de l'intestin sont sous la dépendance immédiate de la douleur intestinale. Nous persistons encore dans cette opinion, qui nous a paru d'autant plus vraisemblable que nous y avons réfléchi davantage. Comment dans l'hypothèse d'une paralysie expliquerait-on les particularités suivantes : Forme ovillée des matières, nature constrictive des douleurs, contraction du sphincter anal, sensation de tortillement, de pelotonnement intestinal, constriction œsophagienne, quelquefois véritable boule hystérique et dyspnée tenant évidemment à une contraction spasmodique des fibres musculaires des troncs aérifères, volutations intestinales très visibles et durcissement du ventre au moment du paroxysme des douleurs, etc.? Tous ces caractères auxquels nous sommes fondé à ajouter l'efficacité des solanées vireuses comme moyen de refréner la douleur, nous semblent formellement annoncer plutôt une contraction accrue et désordonnée qu'une paralysie des muscles de l'intestin. Nous dirons plus, il nous paraît impossible, avec cette dernière hypothèse, de se rendre compte d'aucun des symptômes de la colique sèche. Quant à l'argument tiré de l'opposition qui existe entre la paralysie de certains muscles extérieurs et une contracture intestinale, nous ne saurions lui accorder une grande importance. D'autres affections nerveuses, l'hystérie par exemple, ne nous offrent-elles pas souvent un rapprochement analogue, et d'ailleurs la vie des deux systèmes musculaires, cérébro-rachidien et végétatif, est trop dissemblable pour qu'il répugne d'admettre qu'ils puissent réagir d'une manière différente sous l'influence d'une cause unique. Au reste, nous le répétons, nous tenons autant à ce que le côté pratique de la question qui nous occupe soit suffisamment et pleinement éclairé, que nous tenons peu à une hypothèse qui n'est qu'un artifice de théorisation et dont la valeur n'est nullement justiciable des faits.